RÉFLEXIONS

SUR

LES MOYENS

DE RENDRE LA MÉDECINE

UNE SCIENCE CERTAINE ET POSITIVE.

Par Michel Lehaitre,

MÉDECIN CONSULTANT.

Veniet tempus quô posteri tam,
Aperta nos nescisse mirabuntur.

SÉNÈQUE.

PRIX : 75 CENTIMES.

SE TROUVE A BOURG,

CHEZ L'AUTEUR, CHEMIN DE RONDE, N° 13,

PRÈS DU FAUBOURG DE MACON.

1842.

RÉFLEXIONS

SUR

LES MOYENS DE RENDRE LA MÉDECINE

UNE SCIENCE CERTAINE ET POSITIVE.

La Médecine a spécialement pour objet la guérison des maladies.

Pour atteindre ce but, deux conditions générales et essentielles sont nécessaires: la première, c'est de connaître exactement et complètement la maladie à traiter; la seconde, c'est d'administrer, en temps utile et avec certitude, le remède le plus convenable à son traitement ou à sa guérison.

Il résulte de cet aperçu que la médecine se compose naturellement de deux parties: l'une ayant pour objet *la connaissance des maladies;* l'autre ayant pour objet *leur traitement.*

Examinons successivement chacune de ces parties.

PREMIÈRE PARTIE.

DE LA CONNAISSANCE DES MALADIES.

Pour connaître complètement une maladie quelconque, il faut connaître: 1º les organes que cette maladie affecte particulièrement; 2º les fonctions de ces organes; 3º leur degré d'altération; 4º l'ensemble de tous les symptômes

que la maladie manifeste; 5° sa cause ou son étiologie;
6° sa marche probable et sa terminaison.

Or, l'anatomie qui est une science très-avancée, fait
connaître la position, la forme et la nature de tous les
organes qui composent le corps humain; la physiologie
qui est également une science très-avancée, fait connaître
les fonctions des organes, c'est-à-dire les rôles plus ou
moins importans que chacun d'eux joue pendant la vie;
l'anatomie pathologique, science encore nouvelle, mais
qui chaque jour fait de brillantes acquisitions, a pour
objet de déterminer par des signes pathognomoniques le
siége des maladies, ainsi que la nature et le degré des
altérations morbides pendant la vie; la pathologie, qui
recueille tous les symptômes des maladies, signale leur
degré d'importance et s'occupe de leur classification, a
fait des progrès immenses; l'étiologie ou la cause des
maladies, surtout des maladies chroniques, laisse encore
beaucoup à désirer, mais d'excellens esprits dirigent actuellement leurs recherches de ce côté; enfin la marche
et la terminaison des maladies sont présentées dans les
écrits d'Hippocrate avec une précision et une vérité que
n'ont pas surpassées les modernes.

Il résulte de ce rapide aperçu que la connaissance des
maladies est une partie de la Médecine très-avancée, et
que, s'éclairant sans cesse du flambeau de l'observation
et de l'expérience, elle n'a réellement besoin que du
temps pour atteindre sa perfection.

Examinons maintenant s'il en est de même de la
seconde partie de la Médecine ou du traitement des
maladies.

DEUXIÈME PARTIE.

DU TRAITEMENT DES MALADIES.

Si pour guérir les maladies, il importe d'abord de les connaître, il importe encore plus de pouvoir les traiter ou d'en opérer la guérison; or, pour cela, il faut une matière médicale positive et une loi thérapeutique certaine qui en détermine l'application.

Cette matière médicale existe-t-elle? Voici, il y a plus de quarante ans, ce qu'en pensait Bichat: « Il n'y a point eu en matière médicale de systèmes généraux, mais cette science a été tour à tour influencée par ceux qui ont dominé en Médecine; chacun a reflué sur elle, si je puis m'exprimer ainsi. De là le vague, l'incertitude qu'elle nous présente aujourd'hui; incohérent assemblage d'opinions elles-mêmes incohérentes, elle est peut-être de toutes les sciences physiologiques, celle où se peignent le mieux les travers de l'esprit humain. Que dis-je? ce n'est point une science pour un esprit méthodique, c'est un ensemble informe d'idées inexactes, d'observations souvent puériles, de moyens illusoires, de formules aussi bizarrement conçues que fastidieusement assemblées. On dit que la pratique de la Médecine est rebutante; je dis de plus, elle n'est pas, sous certains rapports, celle d'un homme raisonnable, quand on en puise les principes dans la plupart de nos matières médicales. »

On me dira que depuis l'époque où écrivait Bichat, la matière médicale a fait des progrès. Oui, elle en a fait sous le point de vue pharmaceutique, mais nullement sous le rapport médical. En effet, l'histoire naturelle et la chimie, ayant fait de grands progrès depuis un demi-siècle, lui ont prêté leurs secours; ainsi les végétaux, les animaux et les minéraux employés en Médecine sont maintenant déterminés et classés d'après des caractères qui ne permettent plus aucune confusion ou aucune erreur dans leur usage, et la chimie, par ses savantes analyses, nous a de plus fait connaître leurs principes constituans. Mais ces connaissances, qui sont de la plus haute importance pour le pharmacien, sont à peu près nulles pour le médecin. En effet, qu'importe-t-il à celui-ci? c'est de savoir d'une manière positive, non-seulement quel est le mode d'action des médicamens sur l'organisme humain, mais encore dans quelle circonstance et à quelle dose il convient de les employer.

On me dira que, depuis un certain nombre d'années, de savans médecins font journellement des expériences sur les animaux pour constater les propriétés des médicamens. Je répondrai que ces expériences sont peu concluantes, parce qu'elles ne conduisent presque à rien. En effet que révèlent-elles aux expérimentateurs? des généralités à peu près de la forme de celle-ci : *Telle substance est excitante ou narcotique*, ou, *telle autre est hydragogue* et *dieurétique*.

D'ailleurs, pour faire un légitime emploi de ces généralités, il faut une loi thérapeutique certaine ou sur laquelle on puisse compter; car sans loi, ou ne peut prévoir aucun phénomène, et l'on ne peut que marcher dans les ténèbres de l'empirisme.

C'est des imperfections de la matière médicale et du manque d'une loi thérapeutique que sont nées toutes les déceptions, toutes les bévues qui ont existé et qui existent encore en Médecine, et qui font que la partie la plus importante de l'art de guérir est encore dans l'enfance.

Qu'est-il arrivé de là ? c'est que les bons esprits y ont entièrement renoncé, ou qu'ils se sont bornés à l'usage d'un très-petit nombre de médicamens dont l'expérience leur a révélé l'utilité; c'est également de ces imperfections que sont nés tous les divers systèmes qui ont régné et qui règnent actuellement en Médecine, car il est dans la nature de l'esprit humain de chercher sans cesse à sortir d'un état qui ne satisfait point à ses besoins.

Comme il est indispensable, pour compléter la science, de faire marcher de front le traitement des maladies avec leur connaissance, nous poserons les trois questions suivantes dont nous donnerons successivement la solution.

1° Quelles sont les expériences scientifiques qu'il convient de faire pour constater d'une manière positive les propriétés des substances médicamenteuses?

2° A quelle dose convient-il d'administrer ces substances pour opérer la guérison des maladies ?

3° En vertu de quelle loi thérapeutique, telle substance doit-elle être employée de préférence dans un cas morbide donné?

RÉSOLUTION DE LA PREMIÈRE QUESTION.

Pour constater avec exactitude ou d'une manière positive les propriétés des médicamens, il faut: 1° Que les substances soient pures et dans l'état où elles manifestent le plus énergiquement leurs vertus; 2° qu'elles soient employées seules dans les expériences; 3° qu'elles soient éprouvées, non sur des animaux ou sur des malades, mais sur l'homme sain ou bien portant.

Les substances végétales sont réputées pures; et manifestent le plus énergiquement leurs propriétés, quand elles sont extraites des végétaux à l'époque de leur floraison. Pour les obtenir, on exprime le suc de la portion de la plante qui a le plus d'activité qu'on mêle avec partie égale d'alcool, et l'on en conserve la teinture dans des flacons bien bouchés. Ce mode de préparation est le plus simple et le meilleur, attendu que l'alcool s'opposant à toute fermentation, la substance n'éprouve aucune altération ni dans sa nature, ni par l'évaporation.

Les substances tirées du règne animal s'obtiennent également en teinture alcoolique, soit par infusion, soit par macération.

Quant aux substances minérales, dont un grand nombre n'est point soluble dans l'alcool à l'état naturel, on commence par les rendre pures ou exemptes de tout mélange et de toute combinaison, en les soumettant aux opérations chimiques convenables; puis on les divise avec une poudre inerte telle que celle du sucre de lait en les soumettant à une longue friction. Cette poudre, ainsi préparée et mise dans de bon alcool, se modifie de manière que la substance minérale devient soluble et se tient en suspension dans le liquide, tandis que le sucre de lait reste au fond du vase sous forme de précipité. Cette espèce de teinture alcoolique de la substance minérale, ainsi préparée, manifeste sur l'organisme humain des propriétés énergiques dont rien ne révélait l'existence à l'état brut. Pour s'en convaincre par un fait particulier, qu'on prenne seulement un grain de soufre en pierre et qu'on le broie pendant une heure ou deux avec cent grains de sucre de lait; qu'on mette la poudre dans de bon alcool, et, qu'après quarante-huit heures d'infusion, on avale une ou deux gouttes de la liqueur, on éprouvera pendant plusieurs jours un état insolite variable selon le tempérament et qui pourrait se montrer dangereux et même mortel, chez ceux dont les organes de la respiration seraient malades.

La raison de cette préparation se rattache indubitablement aux propriétés qu'ont les corps à l'état d'atômes, d'avoir une électricité déterminée (positive ou négative), dont l'intensité d'action peut être considérablement augmentée par le frottement.

Il est évident que si l'on veut connaître d'une manière positive les propriétés des médicamens, il est nécessaire de les employer seuls dans les expériences, car autrement on pourrait attribuer à l'un les vertus qui appartiennent à l'autre, ce qui laisserait de l'incertitude dans les résultats.

Maintenant, je dis que pour constater les propriétés des médicamens, il faut les éprouver non sur les animaux, ou sur les malades, mais sur l'homme sain.

On ne doit point les éprouver sur les animaux, parce que ceux-ci étant privés de la parole, ne peuvent nous donner que des signes généraux de leurs souffrances, sans nous apprendre positivement quelles sont les affections éprouvées par leurs organes. D'ailleurs les doses énormes qu'on leur administre dans ces sortes d'expériences, déterminent chez eux des troubles fonctionnels qui offrent plus le tableau d'un empoisonnement que celui d'une maladie, ce qui n'apprend que fort peu de chose.

On ne doit point non plus expérimenter les médicamens sur les malades, et cela pour deux raisons: la première, c'est qu'en agissant ainsi, on s'expose à aggraver leur état d'une manière funeste; la seconde, c'est que les symptômes déterminés par le médicament venant se joindre et se confondre avec ceux de la maladie, il y aurait incertitude sur la valeur de chacun d'eux.

Je dis enfin qu'il convient d'expérimenter les médicamens sur l'homme sain ou bien portant; en effet, en procédant de la sorte, la substance à éprouver étant administrée à dose suffisante, déterminera chez l'expérimentateur une suite de phénomènes morbides dont il pourra préciser la valeur sous le rapport du siège ou du lieu, du temps, de l'ordre, de la force ou de l'intensité avec toutes les circonstances concomitantes qui tendent à atténuer ou à aggraver les modifications senties ou éprouvées.

Si, pour rendre ces expériences complètes, on les répète sur un grand nombre d'individus de différens âges, de différens sexes et de différens tempéramens, on obtiendra une masse de faits ou plutôt de symptômes morbides qui, comparés entre eux, donneront lieu à des remarques importantes: en effet, considérés sous le rapport de l'ordre de leur manifestation, les uns seront primitifs et les autres consécutifs; considérés sous celui de leur similitude, les uns seront semblables, les autres dissemblables.

Enfin, si l'on classe d'une manière méthodique tous ces symptômes, on aura un tableau fidèle de toutes les modifications que la substance expérimentée peut imprimer à l'organisme humain à l'état sain; conséquemment l'action médicatrice de cette substance deviendra connue autant qu'elle peut l'être.

Ce que je viens de dire d'une manière générale étant applicable à toutes les substances particulières, il s'ensuit que la possibilité de créer une matière médicale positive est suffisamment démontrée ; ainsi cette première question est complètement résolue.

Cherchons maintenant à résoudre la seconde.

RÉSOLUTION DE LA DEUXIÈME QUESTION.

Pour résoudre cette deuxième question, je partirai d'un principe qui est généralement vrai, c'est que dans la nature, *il n'y a point d'action sans réaction*. D'où il suit que toute action imprimée à l'organisme vivant est suivie d'une réaction, mais qui est vitale. Or, comme en vertu d'une loi thérapeutique que nous ferons bientôt connaître, on peut toujours à volonté imprimer à un organe quelconque une action déterminée, il suit que dans cette circonstance, il peut se présenter deux cas : ou l'organe, objet de l'action, est en état de réagir suffisamment contre elle, ou il ne l'est pas. S'il est en état de réargir suffisamment contre elle, sa fonction ne sera que légèrement troublée par l'agent, et si même, il peut réagir complètement ou surabondamment, sa fonction restera ou se maintiendra dans l'état normal. Il n'en sera pas de même, s'il ne peut réagir suffisamment, car tous ses efforts étant frappés d'impuissance, il en résultera chez lui une perturbation qui sera nécessairement suivie ou d'une inflammation ou d'une désorganisation.

Ces principes posés, nous déduirons comme conséquence : *que toute dose médicamenteuse ne doit avoir que la grandeur absolument nécessaire pour déterminer une réaction suffisante.*

Mais comment déterminer ce degré de grandeur ou de quantité pour chaque substance ? je répondrai que c'est encore par l'expérience sur l'homme sain.

D'abord, pour que cette sorte d'expérimentation ne présente aucun danger, on fera subir à la substance d'é-preuve différens degrés d'atténuation. A cette fin on prendra pour unité une goutte pure de sa teinture, et l'on en formera des doses graduées, de telle sorte que l'une renferme cent fois moins de substance, l'autre mille fois moins, etc. : cela fait, on donnera à un grand nombre d'individus une goutte d'abord du degré le plus faible; si, au bout d'un temps donné, cette dose ne produit aucun effet, on en donnera une autre d'un degré plus fort, et l'on continuera ainsi jusqu'à ce qu'on en ait rencontré une d'un degré dont l'effet soit suffisamment prononcé sur l'organisme. Partant alors de cette dernière dose, il sera facile par induction de déterminer d'une manière très-approximative le degré qui convient dans l'état morbide; en effet, dans ce cas, la susceptibilité organique étant plus grande et la force de réaction plus petite, on pourra, eu égard aux circonstances et avec un peu de tact, at-ténuer le médicament au point de le rendre tout-à-fait apte à opérer la réaction suffisante qu'il est destiné à produire.

Ce que nous venons de dire d'une manière générale étant applicable à tous les cas particuliers, il s'ensuit que cette seconde question se trouve aussi complètement résolue.

Passons enfin à la résolution de la troisième question.

RÉSOLUTION DE LA TROISIÈME QUESTION.

Dans tout ce qui précède, nous avons fait voir comment on peut créer une matière médicale positive; nous avons fait voir également comment on peut préciser la

quantité des doses dans les cas morbides ou de maladie.
Maintenant je suppose que ce que je propose de faire soit
fait, c'est-à-dire je suppose que nous ayions une matière
médicale positive d'une certaine étendue, et que pour
chaque substance on ait déterminé avec une grande précision la quantité de chaque dose, je dis que ce travail
serait entièrement stérile, s'il n'existait aucune loi thérapeutique pour en déterminer l'application. En effet,
sans loi, comme nous l'avons déjà dit, on ne peut prévoir aucun phénomène et il n'y a point de science. Mais
la loi, dont nous sentons ici la nécessité, existe-t-elle?
si elle existe, que peut-elle être? Pour le découvrir, j'in-
voquerai encore ici l'expérience. A cet effet, je partirai
d'abord d'un fait particulier dont je généraliserai en-
suite l'application. Par exemple, je sais que le soufre
préparé, ainsi que je l'ai indiqué, détermine sur l'homme
sain la diarrhée, surtout chez les sujets d'une consti-
tution lymphatique. D'après cela, ne peut-on pas se demander si le soufre est propre à guérir la diarrhée ou la
constipation chez des individus de ce tempérament?

Il est évident que si, dans le cas de diarrhée, on administre le soufre, on procédera d'après une loi semblable à la maladie; et que si, dans le cas de constipation, ou administre également le soufre, on procédera
d'après une loi contraire à la maladie. Or, comme ce
n'est qu'en vertu ou de la loi des semblables ou de celle
des contraires qu'on peut être déterminé à agir, et que
ces deux lois ne peuvent être vraies en même temps,
que reste-t-il à faire pour connaître la vérité? c'est évi-
demment de soumettre à l'expérience chacune de ces
deux lois; or, dans les deux cas précités, si l'on administre le soufre contre la diarrhée, la maladie disparaît

comme par enchantement et la guérison se montre dura·
ble; et si contre la constipation, on administre le soufre
à la même dose , la constipation , loin de disparaître, se
montre plus forte et plus opiniâtre : que conclure de là ?
que dans ce cas particulier, c'est la loi des semblables
qui prévaut. Mais comme d'un fait particulier, on ne
peut tirer une conséquence générale , il reste à démon-
trer que cette loi est vraie dans tous les cas possibles ;
mais pour s'en convaincre, il faut une matière médicale
positive d'une certaine étendue, car autrement il serait
impossible de la vérifier sur un grand nombre de faits.
Heureusement pour la gloire de la science et de la vérité, il en existe une, et c'est le célèbre Hahnemann
qui en est l'auteur. Maintenant, je crois devoir le dé-
clarer, la main sur la conscience : *Dans ma pratique médicale*, *je l'ai appliquée plusieurs milliers de fois*, *et elle
s'est montrée constamment vraie.*

Ainsi l'aphorisme: *Similia similibus curantur* est de
toute vérité et est la formule de la loi thérapeutique ,
sans laquelle la médecine est impossible et ne peut exis-
ter comme science.

Si l'on veut connaître la raison d'existence de cette
loi, il importe de se bien mettre dans l'esprit : *que toute
action médicatrice imprimée à un organe vivant est toujours
suivie d'une réaction opposée à cette action.* C'est pourquoi le froid appliqué à l'un de nos organes est suivi
d'une réaction qui se manifeste par le chaud; c'est aussi
pourquoi l'action narcotique de l'opium sur le cerveau
est suivie d'une réaction qui se manifeste par l'insomnie,
etc. , etc.

M'étayant de ces principes, je dis que les agens thé-
rapeutiques doivent nécessairement guérir les maladies

caractérisées par des affections semblables à celles qu'ils
produisent; en effet, si, lorsqu'un organe est malade, on
fait choix d'un médicament capable de produire sur lui
une maladie artificielle un peu plus forte que la sienne
et qui lui soit le plus semblable possible, qu'arrivera-t-
il? d'abord, ces deux maladies ne s'ajouteront pas l'une
à l'autre, attendu que n'ayant pas la même cause, elles
ne sont pas identiques; mais la maladie artificielle étant
plus forte que la maladie naturelle, en vertu de l'aphorisme d'Hippocrate: *Duobus laboribus simul existentibus,
vehementior obscurat alterum*, la maladie naturelle,
comme plus faible, s'effacera, en quelque sorte, pour
ne laisser subsister que la maladie artificielle; mais
celle-ci, après sa durée d'action, sera suivie d'une réaction suffisante qui, lui étant complètement contraire,
ne pourra être que la guérison.

C'est cette ignorance des réactions vitales qui fait que
dans tous les siècles on n'a cherché à combattre les maladies qu'avec des agens produisant des effets qui leur sont
contraires; mais alors on se faisait illusion. Par exemple,
pour guérir la constipation, on donnait un purgatif
afin d'obtenir un effet contraire à celui de la maladie:
on obtenait à la vérité cet effet, mais seulement pendant la durée d'action du médicament, car cette durée
achevée, venait la réaction qui faisait reparaître la constipation plus forte et plus opiniâtre.

On me dira: Puisque la loi des semblables est vraie,
comment se fait-il qu'en médecine on ait suivi jusqu'à
présent celle des contraires? Je répondrai: que n'ayant
point eu de matière médicale positive pour vérifier ces
deux lois, celle des contraires devait nécessairement
prévaloir comme plus évidente aux yeux du simple bon

sens; en effet, le chaud étant l'opposé du froid, il était naturel d'opposer l'un à l'autre; il était également naturel d'opposer un purgatif à la constipation, un narcotique à l'insomnie, le café à la somnolence, la ponction à l'hydropisie et la saignée à la pléthore; et, bien que par ces moyens, on n'obtenait que des soulagemens ou des cures palliatives, on s'en contentait faute de mieux.

Si, sortant du cercle étroit des affections morbides où cette loi semble pouvoir s'appliquer avec quelque apparence de vérité, on eût été tenté de l'appliquer à toutes les maladies, on se serait trouvé fort embarrassé; car, pour être conséquent avec soi-même, on se serait trouvé forcé de se demander: Quel est le contraire de la goutte? Quel est celui de l'épilepsie, des scrofules, des dartres, de la colique, etc.? Mais on n'a pas poussé les choses si loin; parce que quand la loi a cessé de se montrer évidente, on l'a abandonnée pour se jeter dans l'empirisme. Cet état de pauvreté, qui s'est montré à toutes les époques de la médecine, et qui malheureusement existe encore à celle où nous vivons, ne peut plus se soutenir long-temps en face de la vérité. Aussi je me plais à croire que le temps n'est pas éloigné où la médecine, déjà si avancée dans la connaissance des maladies, quittant la fausse route dans laquelle elle se trouve engagée dans leur traitement, ne prenne l'essor qui convient à sa marche ascendante pour atteindre cette unité de principes et de vues qui est le caractère certain d'une science véritable. Si cet écrit, malgré son peu d'étendue, peut contribuer à hâter l'époque de l'accomplissement de cette œuvre désirable, je croirai avoir bien mérité de la science et de l'humanité.

———

NOTES.

Note première. — L'idée d'expérimenter les médicamens sur l'homme sain a été conseillée, il y a plus d'un siècle, par le célèbre Haller, lorsqu'il dit : *Nempè primùm in corpore sano medela tentanda est, sinè peregrinâ ullâ medelâ ; odore que et sapore ejus exploratis exigua illius dosis ingerenda, et ad omnes, quæ indè contingunt, affectiones, quis pulsus, quis calor, quæ inspiratio, quænam excretiones, attendendum. Indè ad ductum phænomenorum in sano obviorum, transeas ad experimenta in corpore ægroto.*

Note deuxième. — Hippocrate, dans son traité : *De locis in homine,* paraît avoir soupçonné la loi des semblables, lorsqu'il dit : *Per similia adhibita ex morbo sanatur,* et dans un autre endroit : *vomitus vomitu curatur.*

Descartes, en 1638, avait établi dans son abrégé de Médecine qu'il composa en Hollande : *que les semblables se guérissent par les semblables.* Ce qui a manqué à ce grand homme pour appliquer cette loi, c'est une matière médicale positive.

Depuis Hippocrate et Descartes, plusieurs médecins célèbres paraissent aussi l'avoir entrevue ; en effet, relativement à l'usage du quinquina recommandé par Torti dans les fièvres intermittentes, lorsque celles-ci présentent la pesanteur de l'estomac, l'amertume de la bouche, la faiblesse ou la tension du bas-ventre, Percival, Sthal, Quarin et Morton avaient remarqué que ce médicament produit des symptômes semblables sur l'homme sain.

Rave et Wedelling avaient aussi remarqué que la sabine, qui provoque des métrorrhagies, guérit cette maladie.

Young, Schutz et Sydenham ont employé avec le plus grand succès, contre les ischuries aiguës, les cantharides qui produisent ces affections.

Franck, après avoir guéri une diarrhée par un drastique, se demande si les drastiques seraient capables de guérir la diarrhée ?

Après d'autres faits de cette nature, Sainte-Marie de Lyon ajoute : il est impossible que ces faits ne soient que d'heureux hasards ; ils se rattachent indubitablement à quelque grande loi thérapeutique qui resterait à déterminer.

De tous les médecins anciens, celui qui a le mieux entrevu la loi des semblables, est Stahl qui s'exprime ainsi : La règle admise en médecine de traiter les maladies par des remèdes contraires ou opposés aux effets qu'elles produisent, pourrait bien être fausse. Je suis persuadé, au contraire, que les maladies cèdent aux agens qui déterminent une affection semblable : les brûlures, par l'ardeur d'un foyer dont on approche la partie ; les congélations, par l'application de la neige et de l'eau froide ; les inflammations et les contusions, par celle des spiritueux. C'est ainsi que j'ai réussi à faire disparaître la disposition aux aigreurs par de très-petites doses d'acide sulfurique dans des cas où l'on avait inutilement administré une multitude de poudres absorbantes.

Par ces citations, on voit que la loi des semblables a été soupçonnée ou entrevue à diverses époques par quelques hommes célèbres, et que, si elle est restée jusqu'à présent sans application en médecine, c'est qu'il a manqué une matière médicale positive propre à la vérifier ou à en constater la vérité.

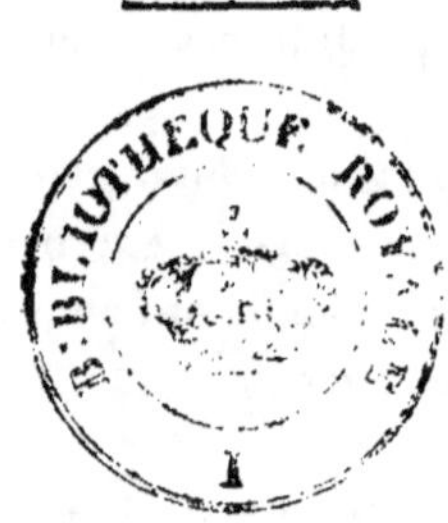